CRYPTOGAMIE PARASITAIRE

---

# MÉMOIRE

ADRESSÉ

## A MM. LES MEMBRES DU COMITÉ SCIENTIFIQUE

## CONSULTATIF

INSTALLÉ AUPRÈS DE M. LE MINISTRE DE L'AGRICULTURE

PAR

M. V. PLASSE

Vétérinaire à Niort

PARIS

IMPRIMERIE-LIBRAIRIE GAUTHIER-VILLARS

55, QUAI DES GRANDS-AUGUSTINS, 55

1874

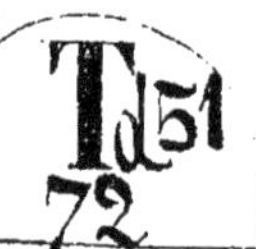

CRYPTOGAMIE PARASITAIRE

---

# MÉMOIRE

CRYPTOGAMIE PARASITAIRE

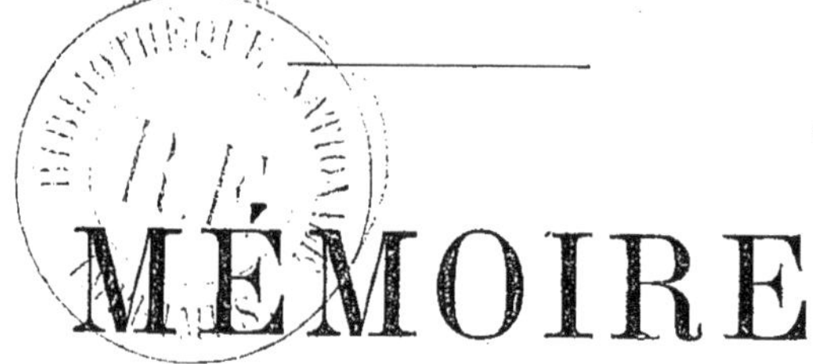

# MÉMOIRE

ADRESSÉ

## A MM. LES MEMBRES DU COMITÉ SCIENTIFIQUE CONSULTATIF

INSTALLÉ AUPRÈS DE M. LE MINISTRE DE L'AGRICULTURE

PAR

M. V. PLASSE

Vétérinaire à Niort



PARIS

IMPRIMERIE-LIBRAIRIE GAUTHIER-VILLARS

55, QUAI DES GRANDS-AUGUSTINS, 55

1874

# CRYPTOGAMIE PARASITAIRE

---

# MÉMOIRE

ADRESSÉ

## A MM. LES MEMBRES DU COMITÉ SCIENTIFIQUE CONSULTATIF

INSTALLÉ AUPRÈS DE M. LE MINISTRE DE L'AGRICULTURE

---

Moyens : 1° d'éteindre les *épidémies indigènes et exotiques*, et de les empêcher de naître en toute localité ; — 2° d'utiliser nos *grands hôpitaux*, les *maternités*, si légèrement condamnés, sans craindre l'infection ; — 3° d'arrêter la marche du *choléra indien*, lorsque le fléau envahit l'Europe par terre ; — 4° de faire disparaître les maladies *enzootiques* des lieux où elles prennent naissance, sans en craindre le retour.

Messieurs,

Vous n'ignorez pas que, depuis 1848, j'envoie presque chaque année au ministre de l'agriculture des écrits concernant mes découvertes *parasitaires épidémigènes* et *géologiques enzootigènes*, avec prière de les soumettre à l'appréciation de l'Académie des sciences. Cette compagnie, suivant une dépêche du regrettable M. *Flourens* en date du 28 mai 1849, fera le rapport, s'il est demandé officiellement par le gouvernement.

Les réponses de fin de non-recevoir faites à mes nombreuses demandes, sous le seing des différents ministres qui se sont succédé, m ont enfin porté à croire que je suis dupe du proverbe, car, en fait d'épidémie, la compétence n'est pas du côté du grand-prêtre.

C'est donc vous, Messieurs, que j'invoque aujourd'hui par la presse, comme conseillers officiels chargés de la direction de la salubrité publique; l'humanité et la science étant en cause, j'ai l'espérance que vous voudrez bien prendre mes œuvres en sérieuse considération et me mettre à même d'en démontrer la valeur par des faits authentiques.

1° *Moyens d'éteindre les épidémies infectieuses et exotiques, et de les empêcher de naître en tous lieux.*

Avant d'entrer dans la question, voyons ce que, dans les dernières années de calamités épidémiques, on a pratiqué en Europe à ce point de vue, et ce que vous avez fait vous-mêmes en France.

Rien de nouveau n'a, d'aucune part, été tenté; on a pourtant opéré suivant une formule adoptée depuis des siècles, sous le prestige hippocratique, et, pour ne pas la dépasser, on a invoqué l'*assainissement*, l'*aération*, la *propreté* et un *bon régime*.

Programme très-salutaire sans doute, en ce qui concerne les maladies *sporadiques*, mais d'une impuissance manifeste pour servir de digue au torrent *épidémique*, qui, lorsqu'il surgit, échappe à votre action et décime impunément à *tous les âges* les populations, même dans les établissements publics les plus conformes aux règles recommandées par l'hygiène, et où la naissance spontanée de l'infection est attribuée aujourd'hui, par un revirement en l'air, à l'*infection spontanée du sang,* sans cependant que cela puisse être démontré, pas plus que l'accusation dirigée contre les *miasmes* résultant de la décomposition des substances organiques.

On désespère, en effet, aujourd'hui, de la salubrité de nos grands hôpitaux, des maternités, etc., etc. Cette idée est tellement accréditée, que nos praticiens les plus recommandés ont condamné les lieux consacrés aux grandes réunions de malades et de femmes enceintes.

Il y a des médecins fourvoyés au point d'oser proposer de remplacer les hôpitaux par des asiles flottants; ils brûlent ce qu'ils ont adoré, en fuyant les miasmes au sein même de l'humidité. D'autres voudraient raser les étages supérieurs, qu'ils supposent infestés par ceux qui sont moins élevés : ils conseillent des baraquements en ras clos et en rase campagne.

Cette extravagante théorie épidémigène a pris de l'extension et fait dans le monde médical, fort incertain du reste, de nombreux dissidents qui ont abandonné l'*ornière des miasmes*, pour s'élancer à pleines voiles dans une voie non moins stérile, laquelle a pour objet *de chercher dans l'économie* la cause de la naissance spontanée des *épidémies*.

On vit alors bon nombre de savants autorisés se précipiter, dans leur élan enthousiaste, chacun de son côté et suivre le sentier qui lui semblait le plus sûr pour arriver au but.

C'est de là qu'échouèrent alternativement, *dans l'espèce*, maintes théories, comme celles des *ferments*, des *corpuscules*, des *animalcules*, des *zimas*, des *microzimas*, l'*analyse des virus*, la *septicémie*, etc., etc.

Il a bien pu résulter de ces travaux de cabinet des observations intéressantes, se présentant comme autant de jalons, pour la haute physiologie; mais ils demeurent stériles, en ce qui touche les *épidémies infectieuses*, si bien qu'aujourd'hui les feux sont éteints sur toute la ligne.

La détresse de la science *épidémigène* n'a jamais été plus en relief parmi les illustrations médicales : les uns ne conçoivent plus de foyer d'infection dans l'air, et les autres cessent de le voir dans le système économique. « Il faudra « donc, comme le dit le docteur *Gallicier*, recourir à la nour- « riture, où *M. Plasse aurait surpris les parasites crypto- « games sur le fait, et constaté, après leur injection, le dé- « veloppement des maladies infectieuses dans l'économie.* » De sorte que, sans cryptogames, ces maladies seraient impossibles. Théorie que nous avons exposée, en effet, d'abord le 9 *octobre* 1848, sur cette question, dans une séance de l'Institut où une commission fut désignée pour faire un rapport (1), et publiée ensuite par deux volumes in-8° et plusieurs brochures qui ont été répandues dans le public pour faire parler les médecins officiels, qui entravent nos principes par l'inertie.

Dans nos recherches réitérées pour approfondir ces grandes vérités, loin de nous laisser subjuguer par la puissance hippocratique, nous avons, au contraire, commenté les travaux du père de l'art de guérir, et reconnu que, si son puissant génie enfanta des prodiges *en médecine sporadique, en hygiène*, etc., sa féconde imagination s'est complue dans des hypothèses erronées pour créer des aphorismes tellement ingénieux qu'ils ont jusqu'à nos jours dominé les générations, sans rien démontrer; mais rien, en effet, ne semble plus voisin de la vérité, et tout annonce que, si Hippocrate eût connu les ressources que présentent aujourd'hui nos connaissances scientifiques, il fût arrivé à la *découverte du rôle épidémigène de nos parasites cryptogames.* Il semble même l'avoir deviné, lorsqu'il imagina son *génie épidémique*, où l'on reconnaît notre *parasite vivant*, en atome générateur, dans les *virus volatils*, allant, au moyen de l'air et par sa propriété génératrice, inoculer

(1) Qui est encore à faire.

par les voies respiratoires le mal du moribond, dont il emporte la partie subtile et infectée dans la circulation d'un sujet en bonne santé, en choisissant ceux de l'espèce d'où il est sorti.

La subtilité du parasitisme permet souvent à l'économie animale de s'en débarrasser, ou de le refouler sur un point quelconque, ou, suivant les tempéraments, sous des formes adynamiques, soit par les *excrétions*, un *rhume*, une *gomme*, une *diarrhée*, les *menstrues*, un *érysipèle*, un *abcès*, un *avortement*, les *urines*, le *lait*, etc., etc.

Ces différents phénomènes, sous la même influence, n'en donnent pas moins le change à l'observateur et démontrent avec quelle attention on doit suivre le parasitisme dans ses différentes phases.

L'expulsion par le lait rend le nourrisson malade et le tue souvent, en raison de la quantité. C'est ce que les cultivateurs, dans leur instinct, appellent *gourme de lait* chez leurs poulains et leurs veaux à la mamelle.

Nous avons remarqué, en effet, que ces maladies se développent sur les animaux lorsque les mères consomment des fourrages tachés de parasites (moisis). Nous avons remarqué le même phénomène à la campagne chez les nourrisons des femmes dont les familles ont l'habitude, sous le futile prétexte de faire plus de pain avec la même quantité, de laisser vieillir leur farine, dans laquelle nous avons souvent vu les parasites enlacés en agglomération avec le minot.

De sorte que c'est par le lait que le parasitisme fait périr la plus *grande quantité des enfants en nourrice*, ce dont on cherche en vain la cause depuis si longtemps. Ce secret ne nous eût jamais été révélé en ville, où il n'y a pas de provisions annuelles pour permettre de trouver, dans les tas de conserves restants, les véritables auteurs du mal.

*

En somme, après nous être bien assuré ainsi mainte et mainte fois de la présence des parasites dans les restes des approvisionnements où on avait pris la nourriture des moribonds que nous étions appelé à traiter des maladies infectieuses, nous avons reconnu que les *urédinées* déterminent les *épizooties transmissibles par principe volatil*, que *les mucédinées engendrent les herpès*, et que les *algues* qui rancissent (moisissent) la viande et la saumure des salaisons font naître le *scorbut* et les *scrofules*.

Quant aux grandes *épidémies* et *épizooties* exotiques que nous avons vues à l'œuvre, faisant partie de la famille des maladies infectieuses, elles dépendent évidemment aussi du genre des *urédinées*, dont les variétés appartiennent exclusivement aux contrées où telles ou telles maladies prennent invariablement naissance; ainsi : la *fièvre jaune* en Amérique, la *malaria* dans les marais Pontins, le *choléra* dans l'Inde, la *peste* en Orient, la *pellagre* dans le Milanais, le *typhus* dans les steppes russes, etc., etc.

Nous avons donc affaire, par le monde, à une *nombreuse famille de maladies infectieuses, qui a pour source la nombreuse famille des parasites cryptogames;* de sorte que la question *épidémigène* serait par là plus simplifiée que lorsqu'on accuse les *miasmes* ou l'*altération spontanée du sang*, parce que, par le *parasitisme*, on s'en rend maître, tandis que par les causes précédentes on ne peut rien. C'est, d'une part, le *statu quo* dans l'*erreur* depuis vingt-quatre siècles, et, de l'autre, c'est un rêve creux récent. Nous avons voulu savoir si le parasitisme se comporte pour les maladies infectieuses des plantes comme pour celles des animaux.

Nous avons, à cet effet, fait des semis de parasites de couleurs différentes attachés à des plantes de diverses espèces; savoir :

1° Le *clavus secalium* (violet) du seigle ;

2° L'*urédo gramines* (noir) de l'orge ;

3° L'*urédo verdet* (vert) du maïs.

Le tout ayant été broyé et brassé, fut mélangé avec une quantité de graines bien conservées, se composant de seigle, d'orge et de sarrasin (1).

Nous avons passé une partie de ce mélange à l'eau de chaux, comme le fait le cultivateur pour détruire les parasites (charbon) de son froment; ces deux préparations ont été semées séparément au printemps : celle qui n'était pas chaulée a offert cette particularité, que le seigle et l'orge, arrivés à l'âge adulte, présentaient beaucoup d'épis envahis par les parasites, mais chacun par celui qui lui est propre. Le *sarrasin* étant un étranger, a été repoussé par les trois parasites, ils l'ont répudié, et l'*urédo verdet* est mort sans en attaquer aucun.

C'est ainsi que périt la truffe semée au milieu des genêts, le mouton dans une boucherie.

Les parasites du froment et de l'orge ont surgi sous l'enveloppe du grain, en la déchirant, et en ont dévoré la substance, preuve évidente que ces parasites venaient de l'intérieur.

Les grains chaulés ont présenté tous une belle végétation et sont arrivés à maturité sans parasites, de sorte que, dans les maladies infectieuses des plantes, les parasites sont pris dans la terre par les capillaires des racines, comme ils sont pris par les capillaires des veines dans les organes de la digestion. De part et d'autre, ils sont transportés dans les voies circulatoires, où ils déterminent, en attaquant la séve et le sang, l'*empoisonnement cryptogamique*,

(1) Dans cette expérience, nous avons substitué le sarrasin au maïs, pour éprouver la sympathie de l'urédo verdet pour les autres plantes.

que nous avons substitué au prétendu *empoisonnement miasmatique*.

La prédilection de nos parasites pour telle ou telle plante, comme pour tel ou tel animal, nous a conduit à l'analyse physiologique des virus ; mais, pour bien comprendre, il faut savoir que ce ne sont pas les spores qui sont pris dans la terre, et dans le tube digestif par les capillaires, et transportés dans l'économie pour altérer la séve et le sang, mais bien la partie la plus subtile du parasite, substance pernicieuse, qui attaque l'économie en se combinant avec la partie subtile du principe constitutif du moribond (*fumet ma lade*); cette association volatilisable s'échappe du corps du moribond avec les exhalaisons et est transportée par l'air (*véritable miasme*) en virus volatil, pour choisir au milieu de tous les sujets qui l'entourent, dans le but d'inoculer le mal, par les voies respiratoires, exclusivement à l'espèce où elle a pris naissance.

Ce choix des sujets de la part des virus toxiques est frappant, en ce qu'il révèle les mœurs des champignons, telles que nous les avons trouvées chez les végétaux dans nos semis, pour lesquels la rencontre des sujets d'affection ou non est une question de vie ou de mort. C'est ainsi que le *virus de la morve* ne saisit jamais le bœuf, et que celui du *typhus des steppes* n'attaque point le cheval ; de même que le *virus de la variole de la vache* (*vaccin*) respecte l'homme (l'inoculation est une violation des lois de la nature dont la société tire parti).

Ces faits révèlent assez que le parasite cryptogame est l'âme du virus contagifère, uni au principe subtil de la maladie du sujet qu'il a empoisonné.

Les parasites des virus, stimulés par le simple contact des voies respiratoires des sujets de prédilection, y prennent un surcroît de vie et inoculent, comme par un coup de lancette, le principe morbide qu'ils entraînent avec eux, sans cependant être fortement agrégés ; car, aussitôt qu'ils prennent l'air à la sortie des tubes, ils ne sont pas longtemps à se séparer, ce qui restreint l'atmosphère contagifère chez les animaux.

On ne doit pas perdre de vue, au milieu de tous ces phénomènes, que les parasites cryptogames naturels, qui attaquent avec avantage les phanérogames, en s'agrafant à la peau pour y vivre aux dépens de la partie saisie, doivent cet avantage à ce qu'ils sont animalisés (*Phytozoès* de Linnée), ce qui leur permet de dominer leur victime. Cependant les jeunes plantes et les branches nouvelles se défendent en leur opposant une puissante vie végétale, à moins cependant que ce ne soit un parasite venant, *tout armé*, d'un principe morbide, pris dans l'économie d'une plante infectée, comme l'*oïdium de la vigne*, le *botrytis de la pomme de terre*, etc., etc.

Les parasites *cryptogames naturels* libres trouvent chez les animaux un principe de vie supérieur, qui ne leur permet de s'agrafer ni à la peau, ni dans les cavités ouvertes, qu'il y ait ou non épiderme ou épithélium. Ceux qui s'y trouvent implantés et y croissent viennent de l'intérieur, où, après avoir agi comme toxique, ils acquièrent un surcroît de vie animalisée qui les transforme, à les rendre généralement méconnaissables, et leur permet, lorsqu'ils sont poussés à l'extérieur, d'y germer et de s'installer à la surface, après avoir rompu l'épiderme ou l'épithélium.

Depuis plus de cinquante ans que nous manions ces petits vampires, que nous en soufflons dans les cavités ouvertes des animaux, et que nous en mettons dans nos pommades pour traitement externe, nous n'en avons jamais vu aucun prendre racine sur nous ni sur les animaux.

Dans les années pluvieuses même, où les gerbes sont

serrées humides, et où les pailles se moisissent complétement dans les tas, les batteurs au fléau et à la mécanique sont souvent *impunément* couverts de ces parasites, qu'ils crachent et mouchent en souffrant, sans lâcher prise. Cependant ils n'ont, à la suite, jamais présenté sur leurs corps de végétations de ce genre. En un mot, nos parasites cryptogames n'attaquent l'homme et les animaux que par *intoxication;* de là deux genres de *virus*, l'un *volatil*, dans les maladies internes, comme nous venons de le voir; l'autre *herpétique*, se transmettant par transplantation sur les parties dénudées d'épiderme.

Il faut avoir recours aux substances asphyxiantes, aux poisons ou aux corrosifs, pour les éteindre.

Revenons au titre de cet article :

Ce qui précède suffit, je pense, pour faire comprendre la manière d'*éteindre les épidémies et les empêcher de naître en tous lieux.*

Supposons un établissement public, un canton, une ville, en totalité ou en partie, une colonie, etc., où, en ne nous occupant que de la nourriture, nous voudrons prévenir le développement des *épidémies*. Les moyens sont bien simples; ainsi, il ne suffit pas de dire, comme dans les vieux programmes : *Suivez un bon régime*. On devra de toute rigueur, *pour que ce régime soit infaillible*, dans l'espèce, faire que les conserves alimentaires qui composent ce régime soient exemptes de *parasites cryptogames*, qu'il est difficile de saisir à l'œil nu dans la plupart des cas, car beaucoup de denrées se moisissent dans les magasins fermés, comme tout ce que nous renfermons d'inerte dans un appartement clos.

Comme on ne peut s'en rapporter à ses yeux, pour les cas suspects, on examinera scientifiquement les denrées avec des instruments d'optique perfectionnés, on refusera tout d'abord les *beurres* et les *fromages forts*, les *graisses*, les *huiles* et les *viandes rances* (moisies), les *vieilles saumures*, les *harengs saurs*, les *morues anciennes*, les *restes de choucroute*, etc., qui sont souvent tachés *par des algues* et qui causent exclusivement, comme tout ce qui est rance, les *humeurs blanches* (*scrofules*) et des ulcères aux *gencives* (*scorbut*).

Les analyses chimiques ne permettant pas de trouver ce poison végétal dans la saumure toxique, on le saisira dans les saloirs négligés, comme dans tout ce qui est rance, au moyen d'instruments d'optique bien appliqués; on visitera aussi les *fruits secs*, les *pâtes sèches filées ou en grumeaux*, les *charcuteries vieillies*, qui pourraient, étant moisies, avoir été repassées à la casserole.

La farine, denrée usuelle et fort accessible au parasitisme, présente, parmi les denrées sèches, le plus de difficultés aux recherches microscopiques, par les brassements dans les voyages et ceux faits par les industriels, parce que les parasites de couleur deviennent blancs et très-difficiles à distinguer même au microscope. On refusera donc carrément celle du commerce, *pour faire moudre de bons blés et fabriquer le pain avec de la farine fraîchement moulue et sortant du bluteau.*

Les hommes et les animaux qui seraient nourris de conserves traitées de cette manière, avec des denrées fraîches, des fruits et des légumes verts et les légumineuses en grains, à l'écorce lisse, etc., etc., braveraient, sans avoir à être recherchés pour le logement, la naissance spontanée des *épidémies* et des *épizooties*, *dans tous les pays, et seraient moins accessibles à la contagion.*

Dans le monde médical et de l'architecture, personne n'étant encore entré dans la question du *parasitisme cryptoga-*

*mique*, on ne pouvait et on n'a jamais pu rien réussir authentiquement, et cependant on poursuit avec persévérance, malgré les insuccès, dans l'espèce, — sans chercher ailleurs — l'*aération*, la *propreté*, le *bon régime*.

Il ne faut donc pas s'étonner si, après avoir tout assaini à grands frais, les épidémies ont reparu, et si on fut obligé d'y recommencer l'assainissement sans plus de succès. Il est certain cependant que, lorsque, dans les lieux suspects, les poumons reçoivent dans les mélanges atmosphériques assez d'air pour l'entretien de la vie, les fonctions respiratoires se débarrassent *toujours* sans de grands efforts des *gaz délétères produits de la décomposition des substances organiques*. On sait que, respirés purs, ces gaz asphyxient comme l'eau, sans laisser de trace ; mais, mélangés avec l'air jusqu'à un sixième de partie, ils ne sont pas plus dangereux que la vapeur d'eau dans les mêmes proportions.

Ne sait-on, d'autre part, que les hommes et les animaux vivent et vieillissent sans souffrir au milieu des gaz méphitiques ? Voir les *cureurs de latrines*, les *équarrisseurs*, les *équipages* et le *personnel* des grands entrepreneurs de matières infectes, les *marchands de fumiers*, les *jardiniers*, les *habitants des cimetières*, etc., etc. L'odeur infecte de putréfaction qui attire les carnassiers et n'inquiète pas les gens du métier est repoussée par nos savants, qui sont induits en erreur et trompent leurs élèves et le public.

La présence d'un *virus contagifère* dans l'air constitue le *miasme*, il n'y en a pas d'autre capable d'engendrer des *épidémies*.

Beaucoup d'observateurs, sans autres réflexions, attribuent l'amélioration sanitaire de la capitale à ce que les habitants *respirent plus à l'aise qu'autrefois*, au milieu des larges voies ouvertes, des squares et des places. Mais, pour nous, nous sommes sûr que la plus grande partie du bienfait se trouve du côté des denrées, qui ont été plus largement logées et qui ont profité de la puissante circulation de l'air.

Que l'on mette des animaux dans des souterrains, et qu'on les nourrisse de denrées scientifiquement examinées, sous le point de vue des *parasites;* aucun ne sera jamais atteint de maladie *infectieuse* spontanée.

Que l'on dépose au contraire des denrées en réserve dans les lieux clos obscurs, et au niveau du sol si l'on veut, et les animaux dans des lieux bien aérés et espacés autant que possible; il en périra beaucoup de maladies infectieuses, suivant la quantité de parasites que comporteront la nourriture et la puissance du tempérament des sujets.

Les moyens que nous venons d'indiquer pour empêcher les maladies indigènes de naître en tous lieux sont en tout applicables contre les maladies infectieuses exotiques qui sont de la même famille et présentent des caractères communs; mais, pour agir, il faut se transporter sur les lieux de leur naissance respective.

Dès 1849, nous avons proposé, à la page 416 de l'ouvrage que nous avons publié cette même année sur le *Parasitisme épidémigène*, de réunir un *Congrès sanitaire international* dans l'Inde contre le *choléra*, dans l'Amérique méridionale contre la *fièvre jaune*, dans la Russie contre le *typhus des steppes*, afin d'indiquer aux populations la manière de traiter la nourriture pour la préserver de l'envahissement des parasites, et, par suite, éviter le développement spontané des maladies respectives.

Au lieu de suivre ce salutaire avis, des officieux, parmi les officiels, ont préféré, en 1866, demander à *Napoléon III* la réunion d'un congrès sanitaire international, à Constantinople, dans le but (*c'est écrit dans le rapport*) de blâmer les Musulmans d'avoir fait naître le choléra à La Mecque en 1865, en laissant putréfier, en plein air, les animaux qu'ils sacrifient dans leurs cérémonies religieuses.

On a trouvé cette idée médicale bien naïve à Constantinople, et *M. Fauvel* en est revenu en 1866 pour nous apprendre qu'il était dans l'erreur en partant, et que, tel que nous l'avons annoncé et publié en 1849, l'*Inde* est le seul pays natal du choléra ; mais il ne sait pas encore pourquoi.

Si, au lieu d'aller à Constantinople faire un voyage inutile, vu que le choléra était de passage dans cette ville comme en France, on fût allé dans l'Inde, au siége du mal, on eût pu rendre un service immense au monde civilisé, en *indiquant aux naturels les moyens d'affranchir le pays de cette maladie vagabonde.*

Dans tous les cas, on eût pu se diriger du côté de nos colonies (*les Antilles*), pour y éteindre la fièvre jaune, qui est un typhus de même nature que le choléra et de même origine *cryptogamique;* on eût rendu ces contrées habitables avec sécurité.

### 2° *Des moyens d'éteindre le choléra lorsqu'il vient par terre.*

Là, la tâche est plus difficile que celle de l'empêcher de naître, parce que les hommes qui le portent à l'état d'incubation peuvent échapper à la surveillance.

Dans tous les cas, il n'y a pas de sacrifices que l'on ne doive faire pour lui fermer les passages et l'éteindre.

Aucun homme de jugement ne conteste plus que le choléra ne peut surgir spontanément hors de l'Inde, son pays natal ; il nous suffit alors de savoir, pour l'arrêter dans sa marche et le combattre, que le principe contagifère, en raison de sa composition cryptogamique, respecte les sujets bien constitués, vigoureux et nourris confortablement; il suffira donc, pour entreprendre une expédition à mort contre le choléra, de réunir un personnel composé, savoir :

1° D'infirmiers des deux sexes fort énergiques, très-dévoués et largement rétribués;

2° D'une administration très-bien approvisionnée et secondée par de bons cuisiniers;

3° De médecins expérimentés et munis d'instruments d'optique perfectionnés et propres à vérifier les denrées alimentaires, tel que nous l'avons dit plus haut.

Les infirmiers, dans ces conditions, pourront soigner les colériques avec sécurité, jusqu'à guérison, et procéder impunément à l'enterrement des victimes.

On devra poursuivre ainsi le choléra partout où les fuyards auront porté le mal à l'état d'incubation; on conçoit qu'il faut développer *une grande activité dans cette expédition*.

### 3° *Du moyen d'utiliser nos grands hôpitaux sans craindre l'infection.*

Quand on s'engage sans lanterne (1) dans une grande question aussi obscure que celle des épidémies, on ne peut pas voir ce qui s'y passe; c'est ainsi qu'aucun des gouverneurs de nos grands hôpitaux n'a pu encore remarquer que les maladies infectieuses y sont introduites sous leurs yeux, à l'état d'incubation, par des sujets qui y entrent

(1) Ce n'est ni l'homme d'esprit ni l'homme éloquent, qui par la controverse dominent l'homme de sens et sont autant d'obstacles au progrès, que cherchait Diogène.

dans des conditions et sous des formes non suspectes, ou bien que l'infection surgit sur quelques personnes de l'établissement par la nourriture plus ou moins tachée de parasites cryptogames.

Mais jamais rien, dans l'économie animale, ne pourra, sans l'ingestion des parasites cryptogamiques, donner naissance spontanément à de tels maux ; il suffit, pour le démontrer, d'établir, à une distance convenable des hôpitaux, un *lazaret où seraient reçus en quarantaine tous les sujets destinés à la métropole;* et, en appliquant de part et d'autre la vérification de la nourriture, au point de vue du parasitisme, ainsi que nous l'avons prescrit plus haut, il ne surgira aucune infection dans ces établissements, quelle qu'en soit la population, sans s'inquiéter dans les habitations ordinaires des ridicules détails de cuber l'air que doivent respirer les habitants, qui seraient bientôt asphyxiés si les plus grands appartements étaient clos.

Il est urgent de se hâter de faire l'application de ces principes au nouvel *Hôtel-Dieu*, ou bien les officieux, parmi les officiels, feront démolir le plus bel hôpital du monde, en ce genre si digne de Paris, de la science et de l'humanité.

Dans l'arrondissement de Niort, nous avons, chez une foule de cultivateurs, en transformant les granges closes et obscures en hangars, arrêté le développement des parasites sur les denrées en conserve, et nous avons mis fin ainsi aux mortalités infectieuses qui régnaient depuis les temps les plus reculés.

Voir, entre autres, les maires *de Bessine, Mayné*, le propriétaire du haras du *Courteil*, la ferme de *Gloriette*, commune de Frontenay, et notre domaine de *Séchebec*, où nous avons installé un magasin modèle de sûreté sur un hangar, et où l'air circule du nord au midi par des ouvertures très-élevées et garnies de persiennes de la toiture au plancher.

Les fourrages, maintenus dans des magasins clos, se laissent, pendant le cours de l'année, plus ou moins envahir par les parasites microphites, en dessus et en dessous des tas et contre les murailles, suivant l'état de calme de l'air, l'obscurité et l'état de l'humidité des lieux.

Lorsque les denrées sont distribuées en quantité suffisante pour satisfaire l'appétit du bétail, il repousse par instinct les parties les plus tachées de végétations cryptogamiques.

Mais, dans certaines fermes, où la parcimonie force les animaux à tout manger quand même, il surgit des maladies typhiques dont l'intensité varie avec le genre et la dose de cryptogames microscopiques ingérés.

Les animaux, dans les grandes disettes, consomment même les aliments avariés d'abord, puis moisis; et l'affaiblissement produit dans l'économie par des aliments qui ont perdu une partie de leur principe nutritif, donnant plus de prise aux parasites, l'empoisonnement cryptogamique est ainsi compliqué et se traduit en typhus foudroyant.

Citons à l'appui quelques faits très-saisissants, recueillis dans les années 1870-1871 :

M. Naudin, cultivateur pratique et intelligent, exploitant la belle métairie de Chez, commune de Saint-Liguaire (Deux-Sèvres), avait un granger dévoué et économe, qui distribuait le bon et le mauvais, en mettant néanmoins en litière la partie d'un pailler qui, ayant supporté jusqu'à un mètre d'épaisseur une forte pluie pendant qu'on l'élevait, se trouva tellement altérée et moisie, que la paille était partout tachée en noir par les urédos, les pézizos, etc.; le bétail, pressé par la faim, mangea tout ce qu'il put atteindre de la litière, et il s'ensuivit que douze juments avortèrent, que sept superbes mules périrent, en neuf jours, d'un typhus de quarante-huit heures environ, et que deux chevaux eurent le même sort.

M. Naudin parut étonné lorsque je lui signalai la cause du mal, ce qui m'engagea, dès que je vis les moutons, dont le nez était noirci par les urédos, à lui annoncer la mort prochaine de ceux qui avaient mangé le plus de la paille mentionnée; quatre jours après, ce cultivateur vint, en effet, me dire qu'il avait perdu vingt-sept de ces bêtes. On fit disparaître la paille moisie, et le mal cessa aussitôt.

M. Bonneau, de Cricé, commune de Grahecq (Deux-Sèvres), fermier de M. Monnet, député des Deux-Sèvres, perdit en huit jours dix mules sur onze qui avaient mangé le foin moisi et altéré du fond d'une grange établie à un mètre en contre-bas du sol.

Ceux de mes confrères qui furent appelés à cette occasion reconnurent la cause parasitaire. M. Ayrault, vétérinaire à Niort, fit savoir au député que ce fait frappant vient à l'appui de mes théories.

A la même époque, le bourg de Villiers-en-Plaine a été le théâtre de mortalités de ce genre sur des mâles et des juments ; nos collègues s'étant rendus sur les lieux, reconnurent dans plusieurs exploitations le typhus indigène, qu'ils attribuèrent aux moisissures des fourrages.

Les fermiers qui ont eu soin d'enlever les parties moisies ont vu languir leur bétail pendant cette disette, mais ils l'ont préservé des maladies typhiques.

La police de Nantes s'étant aperçue que, dans le personnel de quatre maisons, ceux qui avaient mangé de la bouillie faite avec de la farine moisie que le boulanger commun leur avait fournie, et provenant d'un fond de sac depuis longtemps en débit, avaient été empoisonnés de manière à donner la mort à une jeune fille de quinze ans, fit poursuivre l'industriel ; mais ce dernier fut acquitté, parce que *le poison s'était formé dans le sac à l'insu du boulanger.*

Il en a été de même pour le charcutier du boulevard du Faubourg-du-Temple, qui a été poursuivi pour avoir empoisonné quatorze de ses clients, dont un est mort, avec de la charcuterie moisie rafraîchie. L'impunité est un danger pour la société, en ce que tout boulanger peut impunément, à doses réitérées, empoisonner ses clients. C'est l'histoire des deux voyageurs de Liége, qui sont tombés malades en arrivant, et dont un est mort, pour avoir mangé à déjeuner un reste de choucroute provenant d'un fond de tonneau; on a constaté l'effet toxique de la choucroute en en faisant manger à un chien.

Nous avons vu des ménagères toutes surprises d'avoir empoisonné de petits cochons avec des restes de vieille saumure rance.

Pour parer à ces accidents, nous avons inventé un *saloir de sûreté*, cylindrique, et avec couvercle lourd ajusté en dedans, qui suit la viande jusqu'au fond et la conserve pendant une longue série d'années sans s'altérer ni se moisir, et qui remplacera avec avantage les saloirs ventrus du cultivateur et les barils de la marine, si dangereux par le vide qui s'y fait par l'évaporation spontanée.

Notre belle caserne de Niort, établie suivant les règles les plus strictes de l'hygiène, a été pendant quinze ans préservée d'épidémies, parce que, durant ce temps, le pain de la garnison fut fabriqué avec des farines récemment sorties du bluteau et provenant de bons grains nouvellement moulus, sous la surveillance de l'agent comptable

M. Bove. En effet, les soldats, dont l'ordinaire se composait de légumes et de viande fraîche, vivant de pain sans parasites, ne pouvaient être atteints de maladies infectieuses, quel que soit le logement.

Après M. Bove, la manutention des vivres fut, à Niort, soumise à l'adjudication, et dès lors nous constatâmes quatre épidémies graves, qui ont successivement sévi au 12e régiment de dragons, aux 7e régiment et 8e régiment de lanciers, au 6e régiment de chasseurs à cheval, parce que les farines du commerce se sont trouvées à chaque fois envahies par des parasites, dont une odeur de moisi trahissait la présence, mais qui, par les brassements, étaient devenus invisibles.

La farine que consommait le 6e chasseurs ayant, par l'odeur de moisi, excité encore mes soupçons, nous pûmes nous en procurer un échantillon avant le brassement ; en ouvrant la motte de cette denrée agglomérée, nous découvrîmes, au moyen de la loupe, des champignons parasites de l'ordre des *urédinées*, enlacés et invisibles à l'œil nu.

M. le colonel de ce régiment, informé par nous que ses hommes étaient empoisonnés, fit expulser le reste des farines ; mais une *trentaine* de soldats, sur une *centaine* de malades, parmi les plus jeunes, ceux qui mangent le plus de pain, succombèrent néanmoins, et, grâce à la réforme des farines, la mortalité s'arrêta.

M. le colonel du 8e de lanciers, inquiet d'une affection typhoïde qui dans son régiment enleva quelques soldats, malgré les secours de l'art, consulta notre ouvrage de 1849, qui figurait dans sa bibliothèque ; puis il fit distribuer à ses frais du vin dans les escadrons ; et, comme il obtint l'autorisation de continuer cette distribution, le mal s'arrêta aussitôt sans retour.

Pendant les quinze ans que nos casernes n'ont point présenté d'épidémies par l'état sanitaire de la nourriture exempte de parasites, il périssait beaucoup de chevaux par la *morve* et les *typhoïdes*, parce qu'on suivait la routine de continuer jusqu'en novembre à faire usage des vieux fourrages, qui apportaient des parasites ; mais ces maladies n'ont cessé de surgir que lorsqu'on a permis, suivant nos préceptes, de distribuer les fourrages nouveaux de la récolte.

En regard de ces heureuses réformes, qui ont eu des succès bien et dûment constatés, nous pouvons proposer de *faire naître ces maladies sur les chevaux à volonté*, dans les nouvelles casernes comme dans les anciennes qui sont encore debout. Nous ne nous occuperons *que de la nourriture ;* on logera les chevaux, et on les fera travailler à volonté, sans avoir à craindre pour eux aucune maladie *infectieuse*. S'ils meurent, ce ne pourra être que de maladies sporadiques.

Où trouver un ensemble de faits civils et militaires établis sur une plus vaste échelle et plus concluants en faveur de nos idées étiologiques ?

Il est regrettable qu'en faisant l'application de nos principes contre les *épizooties*, on ne les ait pas publiés, pour engager à en faire autant pour les *épidémies*.

M. le docteur *Hervieux*, célèbre professeur d'accouchement, persuadé que la *fièvre puerpérale* prend naissance, dans l'économie, par l'altération du sang, suite des agglomérations, a dit, sous forme de défi : « Si, de 200 femmes enceintes, 100 sont agglomérées, et que les autres soient placées isolément chez des sages-femmes, les premières seulement seront décimées par la *fièvre puerpérale*. »

Pour porter un rude coup aux convictions, à ce point de

vue, de l'honorable praticien, nous ne demanderions qu'à être chargé du soin de la réception et de la nourriture de la première moitié de ces sujets, et nous garantirions que non-seulement aucune des *cent mères* tenues dans un même local n'aurait la maladie, mais que les enfants qui en naîtraient, nourris par elles, se trouveraient, sans être vaccinés, préservés autant de temps que l'on voudra de la petite vérole (variole), pourvu que, dès le sevrage, ils fussent eux-mêmes soumis à notre régime antiparasitaire.

L'administration supérieure ne peut pas refuser son concours à cette vaste expérience, commandée à tout prix par la détresse de l'art dans l'espèce, et dont le succès, en même temps qu'il profiterait à l'humanité, ferait un grand honneur à la France. Elle doit aussi, dans l'intérêt de ces grandes questions, choisir le théâtre de manière qu'il soit le plus possible à notre portée, notre âge ne nous permettant plus de nous déplacer.

Nous proposons même à cet effet un terrain de 60 hectares de terres calcaires agglomérées autour de notre habitation, où il serait facile de dresser des baraquements et d'établir un lazaret à une distance convenable.

Si les dispensateurs de l'hygiène et de la salubrité publiques persistent dans leur stérile inertie, sans engager l'autorité supérieure à chercher la vérité dans nos travaux, ils assument sur eux une responsabilité autrement compromettante que celle dont furent accablés les contradicteurs de *Galilée*, car la terre en tournant ne tuait personne, tandis que les maladies *infectieuses indigènes* et *exotiques*, inconnues dans leurs causes, dépeuplent, malgré eux, les nations civilisés, auxquelles nous apportons toute sécurité dans l'espèce.

Pourquoi ne pas se rapprocher, quand il s'agit simplement de savoir si les *epidémies infectieuses* sont dues aux miasmes délétères résultant de la composition des substances organiques, suivant les *aphorismes surannés de l'immortel Hippocrate*, les *airs*, les *eaux* et les *lieux*, les *constitutions atmosphériques*, le *génie épidémique* (1) ? ou si elles doivent être attribuées aux *parasites ingérés* avec les aliments, suivant nos 37 aphorismes, que l'on trouvera ci-après et aux pages 158, 113 et 180 de l'ouvrage que nous avons publié en 1849, sur les idées que nous avons lues à l'Académie des sciences dans la séance du 9 octobre 1848, et où une commission, composée de MM. Milne-Edwards, Andral et Rayer, a été nommée pour faire un rapport qui est dans le néant. . . . .

En résumé, nous nous trouvons largement récompensé, des cinquante et quelques années de travail, de lutte et de pertes considérables que nous ont causés nos découvertes *parasitaires épidémigènes* et *géologiques enzootigènes*, par la correspondance de savants autorisés qui les approuvent et nous disent : *La postérité vous rendra justice et vous sera reconnaissante.*

Mais nous ne nous consolerons jamais des victimes sans nombre qui ont été moissonnées, à des âges prématurés, par les épidémies, pendant les vingt et quelques années, grâce à la coupable camaraderie médicale officielle qui a tenu et tient encore sous le boisseau, derrière les hommes d'État, les moyens de sauvetage que nous leur avons mis entre les mains.

Les révolutions, la guerre et les capitulations n'ont jamais causé des désastres aussi considérables et aussi du-

(1) Il est regrettable que des savants autorisés viennent, par tradition, invoquer de tels aphorismes, pour nous dire que les maladies dites *paludéennes*, que l'on trouve en plus grande quantité dans la plaine et les villes, sont dues aux miasmes des marais, sans avoir donné de preuves authentiques. *Tels sont les partisans du positivisme.*

rables, qui, du reste, peuvent se prolonger encore, si le gouvernement n'y met ordre par des hommes dévoués, en dehors de la centralisation.

Désirant faire connaître le résumé de nos travaux aux adeptes de la théorie des miasmes, nous reproduisons ici, sous forme d'aphorismes, les principales conclusions que nous avons déduites de l'ensemble de nos observations :

## § Ier.

### 1er APHORISME.

La source unique du développement spontané des épizooties et des épidémies, transmissibles par principe volatil et par transplantation, se trouve exclusivement dans la nourriture composée de denrées envahies par des cryptogames parasites vénéneux (moisissures).

### 2e APHORISME.

Les autres influences, quelles qu'elles soient, ne peuvent intervenir que d'une manière indirecte et déterminante dans la manifestation de ces maladies.

### 3e APHORISME.

Ces maux ne peuvent surgir spontanément que dans les contrées où l'homme réunit des denrées en approvisionnement.

### 4e APHORISME.

Le moyen d'éviter le développement spontané de ces

fléaux dévastateurs consiste à préserver les denrées en conserve de l'envahissement des cryptogames parasites (moisissures).

5e APHORISME.

Le principe qui s'exhale de la décomposition des cryptogames microscopiques jouit *exceptionnellement* de la propriété régénératrice.

6e APHORISME.

La substance constitutive du cryptogame parasite, déjà animalisée, acquiert dans l'économie, en s'associant avec le principe constituant du moribond, un surcroît de vitalité qui l'identifie, pour ainsi dire, avec l'organisme, et constitue le *principe contagifère.*

7e APHORISME.

Ces deux principes, qui restent unis à l'abri du contact de l'air, se séparent promptement à l'air libre, et l'étendue de l'atmosphère infectieuse autour des sujets malades est ainsi limitée.

8e APHORISME.

Le principe contagifère libre inocule le mal *exclusivement* par les voies respiratoires; il n'a de prise, en général, que sur des sujets de la même espèce.

9e APHORISME.

Le principe contagifère contenu dans les liquides permet, en général, d'inoculer le mal aux espèces indistinctement; d'où l'on peut substituer une variole bénigne à une variole pernicieuse.

10e APHORISME.

La bénignité des typhus des zones tempérées et la faiblesse de transmission volatile leur ont valu le nom de typhoïdes.

11e APHORISME.

La malignité des typhus des zones tropicales et la rapidité de transmission volatile leur ont valu le surnom de vagabonds.

12e APHORISME.

Le virus contagifère étant foncièrement de même nature dans toutes les épidémies et les épizooties infectieuses, il faut en attribuer la forme et l'intensité aux espèces et aux variétés des parasites qui, comme leur principe septique, subissent l'influence géologique et climatérique du globe, ainsi que les produits des poisons et des plantes odoriférantes.

13e APHORISME.

Lorsque le principe septique passe dans le sang, et qu'il l'altère, s'il n'en est pas éliminé ou s'il ne foudroie le sujet, il détermine les maladies infectieuses internes, plus ou moins transmissibles par principe volatil.

14e APHORISME.

Lorsque, porté de l'intérieur à la surface, le principe

morbide soulève les tisus et rompt l'épiderme pour s'installer à la peau et y végéter en parasite plus ou moins vivace, il constitue les maladies externes de l'ordre des herpès, des ulcères rongeurs et de toutes les affections végétatives transmissibles par transplantation.

15e APHORISME.

Lorsque la réaction vitale est naturellement assez énergique, ou qu'elle acquiert par les bienfaits d'une nourriture substantielle une puissance suffisante, elle peut lutter avec avantage contre le principe toxique et contre le virus contagifère.

16e APHORISME.

Les sujets convalescents ou porteurs du mal à l'état d'incubation peuvent, en triomphant même de cette situation, communiquer le mal et causer la mort.

17e APHORISME.

La substance cryptogamique simple, répandue dans l'air, n'a pas plus que les corpuscules et les spores la propriété de faire naître par mille voies les maladies qui nous occupent.

18e APHORISME.

Le cryptogame toxique, après avoir été soumis à la cuisson du pain, à l'art culinaire et à toutes les manutentions usuelles, conserve encore sa propriété séptique et peut, à l'état de décomposition, se reproduire par atome.

19e APHORISME.

La loi qui porte les cryptogames parasites à s'attacher aux végétaux vivants de leur choix cesse son effet après la mort de ces plantes, et les conserves négligées deviennent, en cadavres, un terrain commun à une foule de parasites. De là la difficulté de reconnaître le cryptogame particulier à telle ou telle maladie.

20e APHORISME.

Les produits de la décomposition des substances végétales (effluves), répandus dans l'air, sont impuissants, dans l'espèce, comme les gaz qui s'échappent de la terre.

21e APHORISME.

Les produits de la décomposition des cadavres d'animaux (putréfaction) ne peuvent causer les maladies infectieuses que lorsque, pendant la vie, les sujets dont ils émanent étaient porteurs du mal, ou que la maladie s'y trouvait à l'état d'incubation.

22e APHORISME.

Les maladies infectieuses externes végétatives, transmissibles par transplantation, sont dues particulièrement aux byssoïdes (moisissures) ingérées avec les aliments.

23e APHORISME.

Les maladies infectieuses internes plus ou moins transmissibles par principe volatil sont particulièrement le fait des urédinées (rouilles) ingérées avec les aliments.

### 24e APHORISME.

Les conserves animales se moisissent (rancissent) comme les substances végétales, et, dans cet état, elles causent aussi des maladies infectieuses d'un ordre particulier.

### 25e APHORISME.

Les conserves animales sèches, quoique bien préparées, ne peuvent se conserver qu'à l'air libre et à l'abri de l'humidité.

### 26e APHORISME.

Les préparations animales avec saumure ne peuvent se conserver que lorsqu'elles sont préservées du contact de l'air.

### 27e APHORISME.

Les cryptogames qui surgissent sur les conserves avec saumure sont généralement de l'ordre des algues, et souvent aussi apparentes à la surface de ce liquide que celles qu'on remarque sur les eaux croupissantes en plein air.

### 28e APHORISME.

Les algues croissant sur la saumure et sur les viandes des charniers, étant ingérées, sont la seule cause de la scrofule et du scorbut.

### 29e APHORISME.

Ces affections sévissent particulièrement sur les sujets jeunes et vigoureux, parce que, dans un âge avancé, on consomme moins d'aliments, et, dans ce cas, moins de principe septique.

30e APHORISME.

Le principe contagifère des maladies cryptogamiques des végétaux, n'étant pas agrégé à une substance animale, se conserve plus de temps à l'air libre. Cette circonstance étend considérablement l'atmosphère infectieuse autour des sujets malades, d'où ce principe peut être porté par l'air à de grandes distances, sans le déplacement du sujet infecté.

## § II.

Nos vues miasmatiques se résument dans les sept aphorismes suivants :

1er APHORISME.

Lorsque les gaz délétères existent dans l'air en proportion incapable d'entraver les fonctions respiratoires, ils sont exhalés de l'économie, sans laisser aucune trace des maux infectieux dont on les accuse si gratuitement.

2e APHORISME.

Les gaz délétères ne renfermant en eux rien de septique, et leur atome n'étant pas régénérateur, ils ne peuvent occasionner aucun virus infectieux.

3e APHORISME.

Quels que soient la composition et le mélange de l'air et des gaz délétères (miasme), ils ne peuvent donner naissance à aucune maladie infectieuse transmissible par principe volatil ou par transplantation.

4e APHORISME.

Nul sujet ne peut contracter de maladie infectieuse au milieu de l'air et des gaz délétères qui ne tiendraient pas en suspens au moins quelque atome du virus contagifère.

5e APHORISME.

L'air des établissements publics ou privés, quels que soient, du reste, l'état des habitants, leur nombre et la disposition des lieux, ne comporte de virus contagifère que celui qui proviendrait de sujets ayant contracté le mal à l'intérieur, spontanément, par la nourriture, de ceux qui l'auraient apporté de l'extérieur à l'état de maladie, de convalescence ou d'incubation, ou de l'introduction d'objets infectés.

6e APHORISME.

Lorsque ces gaz se trouvent mêlés à l'air suffisamment pour causer l'asphyxie, ils tranchent la vie par des phénomènes analogues à ceux de l'eau sur les noyés ; on ne trouve sur les cadavres aucun indice des maladies infectieuses, et les victimes rappelées à la vie, bien qu'elles eussent vécu plus ou moins dans ce milieu, n'offrent aucun symptôme de telles affections.

7e APHORISME.

Les marais, les étangs, les rivières, etc., y sont particulièrement accusés, eu égard aux miasmes, parce qu'on n'a pas remarqué, avec méthode, que l'atmosphère, plus humide là qu'ailleurs, moisit facilement les denrées qui, par leur contexture moins serrée, y sont mieux disposées, et que les habitants, y étant d'une constitution lymphatique, donnent plus de prise au toxique et au principe contagifère.



FIN.

Paris. — Imp. Gauthier-Villars, quai des Grands-Augustins, 55. — 2575-74.

www.ingramcontent.com/pod-product-compliance
Ingram Content Group UK Ltd.
Pitfield, Milton Keynes, MK11 3LW, UK
UKHW021122230726
13926UKWH00002B/603

9 782016 127346